BEAUX-ARTS

LES ARTISTES NORMANDS

AU SALON DE 1867

PAR

ALFRED DARGEL

ROUEN
IMPRIMERIE DE D. BRIÈRE ET FILS
RUE SAINT-LÔ, 7

1867

BEAUX-ARTS

LES ARTISTES NORMANDS

AU

SALON DE 1867

PAR

ALFRED DARCEL

ROUEN
IMPRIMERIE DE D. BRIÈRE ET FILS
RUE SAINT-LÔ, 7

1867

BEAUX-ARTS.

LES ARTISTES NORMANDS

AU

SALON DE 1867.

Peinture.

Bien que toute l'attention du public de tous les pays soit concentrée sur le Champ-de-Mars et sur ce qu'on y voit, et que les salles du Palais de l'Industrie aient été presque désertes, ce n'est point une raison pour faillir aux obligations que l'habitude nous a créées ; n'abandonnons point ces pauvres artistes normands qui, persuadés qu'il y aurait un public pour toutes les expositions, ont fait de leur mieux.

Ce n'était pas précisément pour nous qu'ils l'ont fait, mais tâchons de leur en savoir gré, comme si notre jugement leur importait et devait surtout avoir quelque influence sur ce qu'ils produiront dans l'avenir.

M. A. Aillaud est toujours le premier qui se présente à nous, tous les deux ans, avec un tableau important, et dans l'intervalle, avec quelque œuvre de moindre volée, d'habitude portrait équestre et militaire.

Cette année, c'est le prince Murat qui s'est fait peindre, escortant l'empereur et le général Fleury dans *une Visite d'avant-poste*, pendant la campagne d'Italie.

Afin de montrer le personnage principal du tableau, qui n'en est, en définitive, qu'un acteur fort secondaire, M. A. Aillaud a fait descendre une pente à son cortége, ce qui met chevaux et cavaliers dans une position gênante et gênée. Aussi les seconds ne semblent-ils pas « sentir suffisamment le fond de la selle, » comme on dit au manége, et c'est le reproche le plus grave que nous ferons au tableau.

Le chemin serpente à travers les rochers. Au premier plan, s'avancent deux soldats des cent-gardes, la carabine au poing ; puis vient l'empereur, au milieu du tableau, indiquant un point à sa gauche ; le général Fleury marche derrière, plus à droite, et le prince Murat apparaît entre eux deux. Le soleil, descendant vers l'horizon sur le côté, éclaire ce tableau d'une teinte blonde.

M. Albert de Balleroy, d'Igé (Orne), s'est relevé de ses précédentes expositions avec *un Cerf à l'hallali*, grande toile touchée avec plus d'habileté que de vigueur, mais assez méritante pour avoir valu une médaille à son auteur. Le cerf, sur ses fins, s'est réfugié dans une flaque d'eau et fait tête à la meute. Vu de trois quarts par la croupe, il frappe un des chiens de ses bois, tandis que, ruant de l'une de ses jambes d'arrière-train, il a renversé sur le dos un autre limier. Devant cette héroïque défense, la meute hésite et se tient coite. Peut-être, en effet, tous ces animaux ne vivent-ils pas assez, et leur pelage est-il un peu sèchement peint ; mais l'ensemble, traité dans une gamme de tons clairs, s'enlève avec adresse sur le fond un peu conventionnel d'arbres qui encadrent un piqueur en habit rouge, le couteau de chasse au poing.

Le portrait de M. le général Paté, de grandeur naturelle, vu de face, et jusqu'aux jambes, modelé avec conscience, et d'une coloration discrète, est l'une des meilleures œuvres de M. Eugène Battaille, de Granville.

M. Eugène Bellangé a intitulé *un Dernier Souvenir* une vue du coin de l'atelier paternel. Sur un chevalet, à demi caché par une toile verte, est posé le *Waterloo*, œuvre suprême d'Hippolyte Bellangé ; derrière, contre la muraille, est le grand *Episode de la Retraite de Russie ;* puis un bahut voisin du chevalet, ainsi que les murs disparaissent sous les plâtres, les études et les bimbelots ordinaires dans les ateliers ; une cuirasse gît à terre aux pieds d'une chaise en chêne à haut dossier. Le ton est excessivement juste, bien qu'un peu roux peut-être, et ce tableau nous semble indiquer à M. Eugène Bellangé la voie où il devrait persévérer.

Nous avons déjà vu, à Rouen, ce nous semble, *un Soir de Bataille*, que M. Eugène Bellangé a repris et certainement amélioré.

Le Naufrage de l'Evening-Star a fourni à M. Berthélemy le sujet d'une marine fort belle et qui donne une juste idée de ces épouvantables catastrophes dont la mer est la cause et le témoin.

L'Evening-Star, désemparé, enfonce son avant sous la vague, tandis qu'à l'arrière deux montagnes d'eau, grises et froides, se soulèvent, prêtes à fondre sur le couronnement du navire, contre lequel l'écume blanchit. Des hommes et des débris flottent à l'entour. Sur le ciel courent les nuages que perce par places la lumière blafarde du soleil.

M. E. Boudin ne voit de la mer que les aspects agréables, restant prudemment sur le bord, au milieu de l'élégante colonie de baigneurs que l'été amène chaque année à Trouville.

Tantôt sur *la Jetée*, occupés à regarder quelques sloops de pêche qui prennent le large par une bonne brise et par un temps gris qu'égayent quelques tons bleus, tantôt sur *la Plage*, regardant l'immensité sous un ciel rosé, ce sont toujours les mêmes personnages, hommes et femmes, en costumes de fantaisie, aux tons gris clair, qui se marient avec les couleurs éclatantes, et qui se mêlent dans une charmante harmonie avec les terrains, les fonds et les ciels. Ce sont de jolies préparations de tableaux, dont le public se contente, puisque M. Boudin y revient sans cesse.

Le Pifferaro, de M. A. Cabasson, est une excellente étude, de la grandeur de la nature, de l'un de ces jeunes garçons italiens que l'on rencontre à Paris courant d'atelier en atelier pour y servir de modèles. Celui-là est debout, appuyé au mur, se chauffant au soleil. Seulement le soleil est un peu froid et les tons sont un peu lourds ; mais, malgré tout, cette grande étude est bien supérieure à ce que M. Cabasson nous avait donné de voir en ces dernières années.

La Baie des Trépassés est bien nommée, si elle est sinistre comme M. Caillou, de Lisieux, nous l'a montrée. Sur le premier plan se dressent de grandes roches, que la mousse recouvre d'un vert linceuil, et qui s'écartent pour laisser passer un chemin. En arrière s'arrondit une plage de sable, qu'échancre la mer froide. Le soleil s'est couché et colore encore le ciel nuageux de quelques lueurs jaunes.

Des mouettes tourbillonnent au-dessus des rochers, et réveillent par quelques notes claires cette toile d'une grande tristesse d'impression, si son exécution n'a pas toujours la fermeté désirable.

Le Moulin sur la Somme, paysage compris et composé à la façon de Flers, n'a pas la même valeur. Il est touché d'une main trop lourde, avec des couleurs évidemment trop tristes.

M. A. Carliez, de Rouen, est avant tout préoccupé de la couleur, qu'il sait appliquer par touches larges et harmonieusement combinées dans les tons plutôt soutenus que tempérés. Mais il a beaucoup à apprendre encore quant au modelé. Nous ne lui enseignerions rien, sans doute, en lui disant ce qui manque de ce côté aux figures de ses *Napolitains joueurs d'instruments*, qui font danser deux petites filles de leur bande dans quelque cour de la banlieue de Paris.

M. A. Cassagne aborde la peinture à l'huile, sans abandonner l'aquarelle, où il se montre si habile. Ses deux petits paysages : *Intérieur de Forêt* et *Un rayon de Soleil dans les Bois*, sont grassement et agréablement touchés et possèdent les qualités des œuvres précédentes où nous avons loué l'habile distribution de la lumière à travers la feuillée.

C'est toujours la palette de François Boucher dont s'est emparé et que garde M. Ch. Chaplin. Il est impossible d'imaginer un art plus faux, mais plus charmant.

M. Chaplin, qui est sans doute un érudit, a emprunté un vers d'Ovide, pour nous expliquer en latin que le personnage de l'un de ses tableaux prend un bain dans une fontaine. C'est une jeune fille, d'un visage point trop beau, mais belle cependant de la beauté du diable, le nez retroussé, grasse, blanche et rose, posée presque de face et nue, s'appuyant d'une main à la berge et ramenant sur sa hanche, de l'autre main, les voiles de gaze qui tombent dans l'eau où plongent ses jambes. Un fond de plantes, où le vert tourne au rouge et au gris, sert d'auréole à cette fillette d'un ton éclatant.

La peinture est plus solide dans *les Perruches*. C'est la même jeune fille, encore plus grasse, vêtue d'une robe de satin blanc, que couvre en partie une écharpe noire, le tout ouvert fort bas et laissant voir, pressés l'un contre l'autre, deux seins qui ne sont pas là pour rien. La fillette appuie à la table de marbre d'une console sa main grassouillette, et présente une perruche posée sur le doigt de l'autre main devant la glace où elle se mire elle-même. Elle est contente de tout ce qu'elle voit, car la jeunesse, robuste et bien portante, illumine des tons de la vie ses chairs fermes, où le sang circule abondant et à fleur de la peau qu'il rougit.

Mme Laure de Châtillon ne possède point

tout-à-fait cette palette éclatante dans les tons clairs, qu'elle affectionne aussi.

Le *portrait de Mme A. P...* se maintient dans une harmonie de tons gris, assez agréable, mais sans grand ressort, qui s'accorde au mieux avec la chevelure blonde et la nature un peu émaciée du modèle, vêtu, du reste, d'une robe gris perle garnie de ces manches de mousseline claire qui estompent les tons de la chair.

Le second portrait, qui est celui d'une femme d'un certain âge, assise de trois quarts et vêtue de noir, est plus simple, plus vivant et remarquablement étudié dans les yeux.

Nous n'aurions point reconnu cette année, pour être de M. Clouet d'Orval, *le Bois de hêtres*, qui ne montre point les qualités lumineuses qui, jusqu'ici, nous semblaient signaler les paysages de ce peintre. Non pas qu'il n'y ait d'excellentes qualités dans ce tableau qui nous représente un chemin coupant une pente couverte de hêtres dont les troncs lisses et clairsemés laissent apercevoir dans le fond une prairie et un coin du ciel d'où vient la lumière. Mais l'effet est sourd au lieu d'être éclatant, et nous n'y trouverions nullement à redire si M. Clouet d'Orval avait un peu mieux modelé ses premiers plans.

Un clair crépuscule remplace le jour qui empourpre encore l'horizon. Le ciel bleu prend des tons d'émeraude. Le feu des douairs s'allume dans la plaine. Un Arabe vêtu d'un blanc burnous s'est assis sur les débris d'un mur et raconte à quatre auditeurs, étendus ou accroupis autour de lui, une de ces interminables histoires qui font le désespoir des Européens obligés de passer la nuit sous la tente.

Tel est le tableau que M. Coëssin de la Fosse a intitulé *le Soir* (*Souvenir de Médéah*), tableau que nous trouverons peut-être un peu trop lumineux, habitués que nous sommes à nos nuits sombres du Nord, mais qui, en tous cas, est rempli d'un grand charme poétique.

Combien de fois déjà avons-nous décrit ce paysage ! Eaux au premier plan, vaches qui y descendent d'une prairie coupée en travers par un rideau d'arbres, arbres et coteaux dans le fond, d'où vient la lumière matinale, verdure fraîche, ciel rosé. C'est encore lui que nous retrouvons comme étant une *Vue prise à Périmont* (Vichy), par M. Ed. Daliphard.

Un Parc à Moutons sur les confins de la forêt d'Eu est d'un tout autre caractère. Une friche s'abaisse bordée par une ligne de pommiers, et sur son dos arrondi le parc à moutons a été installé pour la nuit. En arrière, un vallonnage se devine, dont l'autre pente est bornée à l'horizon par une lisière de grands arbres, derrière lesquels s'étage la forêt. Le jour se lève et éclaire à peine le ciel gris bleu vergeté de nuages.

Dans cette toile, d'une tonalité sombre, on retrouve trop un souvenir de Daubigny, tandis que l'autre révèle plus entièrement une personnalité propre. Il ne lui manque qu'un peu de fermeté pour être un excellent paysage.

Des marguerites mises pêle-mêle dans un vase en bleu de Chine, en compagnie d'églantines, de coquelicots et de volubilis, forment un lumineux bouquet de *Fleurs des Champs*, peint d'une main légère par Mlle Louise Darru, du Neubourg.

Un trio formé sur une table de cuisine par un rouget, un poulet et un homard, l'un plumé, l'autre cuit, accompagnés par un croissant de potiron et quelques légumes, en façon de chœur, tandis qu'un carré de bœuf fait la basse dans un coin, sur un billot, avec un panier de vin, tout frais monté de la cave, et une botte d'aulx accrochés au mur noir, tel est le concert de *Provisions* que M. E. David, de Caen, a fait chanter aux yeux. Que ceux qui se gaudissent de la littérature des menus du baron Brisse se mettent en joie! Cependant la littérature culinaire du célèbre spécialiste est plus épicée que la peinture de M. E. David, lequel cuisine honnêtement les victuailles de toute sorte qu'il rapporte du marché pour les peindre.

Les deux tableaux de M. E. Dévé, de Rouen, nous semblent de mérites fort inégaux. Le premier, d'un effet très original, est parfaitement réussi; le second ne sort point de l'ordinaire, ni par la composition, ni par la facture. Celui-là représente *la Fenaison*. Un chariot attelé de quatre bœufs blancs, tout chargé de foin, est arrêté au milieu de prairies mûres. Des arbres ronds et des coteaux s'élèvent au fond. La verdure tourne déjà au gris. Quelques gros nuages roulent sur le ciel bleu, et une lumière franche tombe de la gauche sur les bœufs, le chariot et les hommes qui le chargent.

Rien à en dire, ni en bien, ni en mal.

Pour *les Bords de la Seine* à Bois-le-Roi, c'est autre chose. Au fond, un coteau herbeux, dont les terres ébouleuses s'effondrent en crevasses jaunes qui en rompent la verdure, porte quelques arbres irrégulièrement plantés qui se dessinent sur le ciel; ses flancs sont coupés par un chemin de halage. Tout est dans la demi-teinte, ainsi que les eaux d'un blanc verdâtre et morne sur lesquelles un bateau glisse en silence.

Un coin de l'autre rive s'étend au premier plan, à droite, vivement éclairé; quelques vaches y descendent pour s'abreuver. Le ciel, clair à l'horizon, pour faire valoir les ombres de la rive opposée au spectateur, s'assombrit au sommet, pour faire paraître plus éclatante la lumière qui frappe sur le petit coin des terrains de droite. Le calme d'un beau soir est exprimé à merveille dans ce paysage, qui indique de notables progrès chez M. E. Dévé. Ce dernier nous semble prendre possession de lui-même.

Mlle Angèle Dubois, de l'Aigle, élève de M. Chaplin, a gardé quelque chose de la touche franche de son maître et de la fraîcheur de son pinceau, toute distance gardée, d'ailleurs. Deux petites filles en sarrau bleu, dans *une Ecole*, sont assises à une table, l'une en face de l'autre : la première, dans la demi-teinte, écrit; la seconde, les bras croisés, étudie la question du Luxembourg dans son atlas. Une troisième, au fond, pleure ou dort sur ses deux bras, le chef orné d'une belle paire d'oreilles d'âne. Tout ceci, fort bien touché, est d'une harmonie d'un gris clair timide, malgré la lumière qui modèle assez franchement la figure de la fillette qui étudie.

Les deux Enfants gâtés, de Mlle Eudes de Guimard, sont une petite fille et un chat. La première, grande comme nature, est assise de face sur un canapé, une jambe croisée sur l'autre et portant un gros chat sur ses genoux. Cela est bien, quoique d'une peinture peu solide et d'un ton indécis entre le vert tendre et le rose.

Une religieuse, grasse, mais pâle, assise de face, une autre, grasse et rose, assise de profil, toutes deux de grandeur de la nature et à mi-corps, voilà ce que Mlle Amanda Fougère appelle *A la Chute des Feuilles*. La belle élégie de Millevoye répand sur ce tableau banal une poésie qui en est absente, ainsi, du reste, que tout ce qui pourrait constituer une œuvre même estimable.

Jamais M. A. Foulogne n'a si bien fait que sa grande étude de jeune fille. Celle-ci est assise de profil, sur la terre recouverte d'une draperie blanche. Ses jambes sont croisées l'une sur l'autre, et de ses deux mains posées sur ses jambes, elle tient une colombe morte ; de là le titre : *Un dernier Message*. Un fond d'arbres, d'un ton vert sourd, sert à faire valoir cette belle fille, que le soleil frappe sur la nuque, les bras et les genoux, le reste étant dans la demiteinte qu'éclairent de puissants reflets, notamment sur le visage et le torse.

Un peu plus, et cela ferait lanterne ; mais M. Foulogne s'est arrêté à temps, et sa figure est solide en même temps que lumineuse, comme elle est élégante en même temps que naturelle dans sa pose. Cela est une trouvaille, et comme ces choses appartiennent à qui les invente, nous espérons que M. A. Foulogne gardera ce qu'il nous montre d'acquis en cette figure.

C'est un peu son tableau de l'an dernier que M. Fréret a repeint cette année. Comme l'autre lui avait réussi, il a reproduit le même effet en variant un peu les détails. *Le Port du Becquet*, sur la côte de Cherbourg, est une petite anse coupée par une ligne de roches basaltiques dont les blocs noirs sont carrément assis. La vague sombre y déferle, s'engouffrant entre les passes à flots pressés dont l'écume s'arrondit en longues franges d'argent. Au fond s'avance un cap, refuge de quelques maisons blanches. Des lougres à la coque noire inclinent sous la brise leurs voiles tantôt sombres tantôt claires, selon que le jour les frappe. Des nuages bas et gris couvrent le ciel et font valoir, avec les premiers plans sombres, les teintes d'émeraude de la mer et la blancheur des vagues.

Tout cela est parfaitement senti et fort bien rendu, mais a le grand tort d'être une répétition.

Le portrait de Mlle K..., par M. Krug, est celui d'une jeune artiste qui, debout devant un chevalet où s'appuient ses mains croisées, en longs cheveux blonds tombants, vêtue d'une robe rouge que protège un tablier noir, esquisse au crayon blanc un profil de vieillard sur un carton gris. Ce portrait montre quelque tournure dans l'arrangement du modèle, et doit être un portrait de famille où le peintre n'a point eu à sacrifier aux goûts bourgeois d'une cliente.

M. Julien de la Rochenoire continue de peindre d'une main ferme des tableaux d'animaux grands comme des tableaux d'histoire. *La Marche d'Animaux en Normandie* est quelque peu désordonnée. Une vache rousse et un âne noir ont beau suivre docilement le chemin, le reste du troupeau, tenté sans doute par l'herbe verte, prend la tangente et galope à travers les prés, poursuivi par le bouvier, monté sur un cheval qui pourrait être mieux bâti. Les nuages sombres qui cachent le bleu du ciel s'harmonisent avec les taches noires du pelage des animaux et donnent à l'ensemble un ton puissant.

Dans la toile intitulée *Vache noire et jeune Taureau*, la vache, couchée à terre, disparaît derrière le jeune animal roux-foncé tacheté de noir, qui pose complaisamment de profil et dans la grandeur de la nature, en avant de grands hêtres au feuillage sombre, et s'enfonçant jusqu'aux genoux dans les hautes herbes.

Certes le noir, que M. J. de la Rochenoire aborde avec franchise, contribue à donner à ses tableaux une tonalité puissante. Mais tout est-il toujours aussi noir dans la nature ? N'y a-t-il pas abus d'un procédé toujours le même ? Une aquarelle blonde de M. J. de la Rochenoire nous répondra. Mais, en attendant, nous soumettons ces questions à un artiste qui a longtemps tâtonné avant de trouver sa voie, et qui, possédant un haut sentiment de la couleur, nous semble n'avoir point encore dit son dernier mot.

On se souvient du succès qu'eut, il y a deux ans, la *Sainte Elisabeth de France soignant les pauvres*, de M. F. Laugée. M. Laugée s'en est souvenu pour exposer son tableau dans les galeries du Champ-de-Mars, où il obtient toujours le même succès ; il s'en est souvenu aussi pour le répéter presque avec un *Saint Louis servant les pauvres*.

Dans une salle basse du palais, dont les murs sont revêtus d'un lambris d'appui d'un ton jaune, qu'interrompt au fond une porte formée d'une draperie, sont rangées deux tables garnies de bancs où les pauvres sont assis. Au milieu saint Louis, vêtu de bleu semé de France, distribue la desserte de sa table, « le pot de l'aumône,» comme on disait. Il prend des pains dans une corbeille que tient un clerc de la panneterie vêtu d'une robe carmélite. Deux jeunes garçons les reçoivent : l'un debout et de profil, vêtu d'une robe rosée ; l'autre agenouillé, et vêtu de vert. Les pauvres contemplent avec attendrissement le saint roi. L'un d'eux baise le bas de son manteau.

La lumière frappe la table de droite et laisse tout le reste de la composition dans une chaude demi-teinte, à laquelle le tapis rougeâtre répandu sur le carrelage donne un ton local un peu roux.

Comme d'habitude, les contours sont cernés, et les teintes rompues qui les remplissent, d'une grande fraîcheur de ton, s'harmonisent à merveille.

Peut-être ce tableau ne montre-t-il point

dans sa coloration la même force que le précédent, mais il témoigne chez M. F. Laugée, dans les détails de l'ameublement et du costume, un certain souci, non puéril, de la couleur historique. Il est une remarque cependant que nous devons faire. Tous les gens attablés au repas que leur sert le roi ont devant eux une écuelle à côté de laquelle git une fourchette. Or, ces pauvres, en s'en servant, se seraient montrés plus délicats que le roi lui-même, qui mangeait avec ses doigts, comme tous ses contemporains et comme font encore les Orientaux. La fourchette est un ustensile exceptionnel au moyen-âge, qui ne se répand guère que sous les derniers Valois, auxquels on faisait un reproche de s'en servir.

Jusque-là les doigts et le couteau à lame large et plate servaient à porter les viandes du plat au disque de pain, appelé *tranchouer*, qui servait d'assiette, et probablement du tranchouer à la bouche. Plus tard ce pain fut remplacé par des carrés de métal, comme on le voit dans quelques *Cênes* des commencements de la Renaissance. Les assiettes ne vinrent qu'après, un peu avant les fourchettes.

Tout ceci importe guère aux mérites du tableau de M. Laugée, mais ces petits détails ont une valeur. Je découvrais hier une fort belle miniature du quinzième siècle représentant le même trait de la vie de saint Louis, le peintre avait tout naturellement mis sur la table les seuls ustensiles connus de son temps.

Nous croyons avoir déjà vu, à la dernière exposition de Rouen, *le Paysage* que M. G.

Lefebvre a peint dans la manière de Jules Dupré. Un grand chêne, seul reste d'un groupe dont les troncs gisent abattus, se dresse devant une chaumière. De gros nuages blancs roulent sur le ciel et menacent d'écraser l'arbre et la cabane. Cela est très habile , trop habile même, étant surtout fait de pratique et par imitation.

Comme d'habitude, M. F. Legrip a exposé un grand tableau religieux et un paysage : Le premier représente *Saint Roch retiré dans un bois* ; le second montre une *Vue prise aux bords de la Seine* avec des laveuses sur le premier plan.

La *Tête de Christ* peinte par M. Le Loup, de Mortagne, est une bonne étude d'après quelque beau juif allemand, qui conserve un caractère trop personnel. Le *Portrait de M. M...*, bien construit, montre une certaine recherche de dessin que trahit une touche un peu molle.

En voyant chaque année les représentants de l'extrême Orient se succéder en Europe, qui ne songe à cette problématique ambassade de Siam qui fut organisée, dit-on, pour amuser le grand roi , léquel aurait été victime de la plus grande mystification du monde, s'il n'en fut point le complice.

M. Jacques Leman, esprit fort littéraire, a voulu rapprocher le spectacle de cette ambassade faite au dix-septième siècle de celle que le roi de Siam a reçue il y a deux ans. Nous ne pensons pas qu'en représentant le grand roi entouré de toutes les magnificences de Versailles, recevant les Siamois prosternés en file à ses pieds, M. J. Leman ait voulu lutter avec le tableau que

M. Gérôme a exposé naguère, tableau où l'ambassade siamoise était montrée rampant aux pieds de l'empereur dans une des galeries de Fontainebleau. Cette œuvre était loin d'être bonne. Débarrassé des personnages officiels du dix-neuvième siècle, qui ont dû considérablement gêner M. Gérôme, M. Jacques Leman a dû en faire œuvre plus plaisante : c'est à quoi il a facilement réussi. Mais son pinceau nous avait habitués à plus de fermeté dans la touche et à plus de science dans le dessin. C'était, du reste, une tâche difficile que de peindre sans faiblesse tant de personnages, même dans un cadre relativement restreint.

Le tableau de la réception de *M. Aubaret, consul de France, remettant au roi de Siam une lettre de l'empereur*, n'est peut-être point préférable, mais il est plus intéressant. Peint certainement d'après des documents authentiques, ce tableau nous montre les physionomies et les mœurs officielles d'un potentat asiatique, quelque peu humilié sans doute de voir debout devant lui ces barbares d'Occident, si pauvres en leurs habits étriqués et sombres, mais si puissants par l'administration et l'industrie, tandis que ses sujets, même les plus puissants, sont tous prosternés autour de son trône, au milieu d'un tas de vaisselles d'or qui sont les insignes de leur rang, et à côté de parasols d'or à plusieurs étages plantés sur le sol auprès d'eux.

Mais qui le croirait ? La grande salle du palais du roi de Siam représente une basilique bâtie à l'antique, avec un plafond soutenu par la classique colonne corinthienne et des tentures taillées par quelque tapissier européen. La couleur locale ne reprend qu'avec les personnages. Le roi, à figure de singe, est juché sur un trône, comme un saint dans sa niche, au fond d'une petite abside. La cour s'étend dans les transepts latéraux et l'ambassade française s'avance dans la nef. M. J. Leman a montré jadis plus de fermeté de pinceau, et nous retrouvons dans ces deux toiles populeuses quelques traces d'ennui, car l'exécution en est assez faible et inégale.

M. Lepage continue la série de ses représentations des grands ateliers industriels de Paris. Cette année, c'est *l'Intérieur d'une Imprimerie pendant la veillée*, grande halle à plusieurs étages, dont le fond sombre est tout criblé de points lumineux entre lesquels s'agitent des ombres. On n'en voit pas davantage.

L'Effet combiné de lumière électrique et de gaz sur le boulevard des Italiens manque précisément de « l'effet » qu'on a voulu rendre. La lumière blanche électrique n'éteint point assez par son éclat les lueurs rouges du gaz partout allumé, comme devant le soleil s'éteignent les étoiles.

En voyant *la Seine près le pont d'Iéna*, nous nous sommes douté que le tableau devait être de M. Lepine, et nous ne nous sommes point trompé. Mais ici le pont n'est point l'important. Ce qui a séduit M. Lepine, c'est un certain ensemble harmonieux de tons blancs dans les berges et les quais, qu'animent des ouvriers et des chevaux; dans le ciel gris, sur lequel flottent quelques nuages, et dans les eaux où ils se reflètent.

On devine l'influence de Corot; mais c'est au moins la quatrième fois que M. Lepine nous promène à Paris, le long de la Seine, et il ferait bien de s'en aller quelque peu dans la banlieue.

« Trop heureux les habitants des champs, s'ils connaissaient leur bonheur! » et s'ils ne connaissaient pas les hannetons, ainsi qu'une autre foule de fléaux.

Les ennemis intimes des habitants du Boisguillaume étaient ignorés sans doute de l'heureuse famille que nous montre M. Lesrel, pour nous faire apprécier tout ce que nous avons perdu de bonheur en portant des culottes et ce qui s'ensuit. Sur le seuil de sa porte, la mère est assise, une jambe croisée sur le genou et jouant avec son enfant. La fille aînée debout, file, tandis que le petit frère plante une branche déjà mourante. Ceci est le premier plan. Plus au fond, les hommes labourent, et un semeur, d'une fort belle tournure, confie au sillon ce qui sera la nourriture de la famille. Des moutons paissent au fond, sous un rayon de lumière, tandis que tout le reste de la composition se meut dans la demi-teinte. C'est d'un bonheur gris que jouit cette famille primitive : sans éclat, mais non sans ombre.

Voilà déjà longtemps que M. Lesrel s'obstine à peindre de grandes toiles, où il recherche le style et le dessin. Souvent la science le trahit; mais, cependant, un progrès se remarque en ses œuvres d'année en année, et il est possible que pour lui la lumière se fasse un jour, et qu'il arrive enfin.

Son semeur du tableau de cette année est une figure d'un beau jet ; il est vrai que l'acte même, dans toute sa simplicité rustique, est singulièrement noble et se prête naturellement à la plastique. Nous suivons donc M. Lesrel avec un certain intérêt, ainsi qu'avec l'espoir de le voir sortir de la foule.

Quatre Arabes posés sur un banc que recouvre un tapis et jouant avec un jeune chat ont fourni à M. Lhullier le sujet d'un charmant tableau. Mais ce que nous ne saurions trop louer, c'est le portrait de M. le capitaine V..., capitaine de turcos, posé debout et de face, appuyé sur la poignée de son sabre : le képi en tête, vêtu de la tunique bleue, du pantalon blanc rentré dans la guêtre grise, que sanglent les courroies d'une paire d'éperons ; tenue de campagne simple et martiale ; portrait simple et prestement enlevé, dans toute la vivacité de ses tons francs, sur un fond neutre indécis.

L'Orient de M. Le Lottier est tout spécial à cet artiste, croyons-nous. Quelque nom qu'il donne à ses toiles, il y a toujours des entassements de dômes et de minarets dans la poudre d'or du ciel, accompagnés de quelques palmiers sombres. Telle est la composition du tableautin intitulé : *Bords du Nil, crépuscule*. Tous ces immeubles orientaux sont rejetés à l'horizon dans *le Coucher de Soleil sur la rade de Smyrne*. Un navire et quelques barques flottent entre la mer bleue et le ciel jaune. Un Claude Lorrain passé au four.

Il y a trois femmes dont abusent étrangement l'art et la littérature, dont aussi on devrait bien nous débarrasser une bonne fois, car pour les unes la préoccupation est bête, pour les autres elle s'égare. Ce sont Diane de Poitiers, Marie Stuart et Marie-Antoinette. J'en demande pardon aux amoureux de la reine, mais à force de nous les vouloir rendre intéressantes, on nous fait prendre en grippe ces trois femmes, dont l'une fut sans action sur les arts, dont d'autre fut une coquine, et dont la troisième eut une influence funeste sur la marche de la Révolution. Les deux dernières furent malheureuses, et le malheur les a transfigurées : c'est convenu ; mais qu'on ne nous en parle plus et qu'on nous laisse tranquilles avec « l'adieu au doux pays de France » de l'une, et avec les petits couteaux, les dentelles et tous les bimbelots de l'autre, et surtout avec ses lettres fausses ou falsifiées. Quant à la première, ce fut une maîtresse femme, puisqu'elle eut le talent de rester jeune toute sa vie ; mais ce n'est point une raison pour ne voir partout, à une certaine époque de la Renaissance, qu'un reflet d'elle-même, et pour nous assaillir de ses reliques plus ou moins vraies, plus ou moins supposées.

C'est un tableau de M. V. Loutrel, représentant « Marie Stuart priant Dieu de veiller sur les jours de son enfant au moment où elle quitte Edimbourg pour rejoindre Bothwel, » qui nous inspire ces réflexions. Soit ! que ce soit Marie Stuart ou toute autre, c'est une jeune femme en robe noire et en jupe groseille agenouillée près d'un berceau, peinte grassement et d'une couleur blonde.

Une Coquette appartient au même siècle. Vêtue d'une robe de velours bleu à traîne, debout devant une table recouverte d'une guipure, elle essaie un collier de perles. La tête est peut-être un peu sèchement peinte. Mais la tonalité de ces deux tableaux a conservé les gaîtés de palette que nous avions louées l'année dernière chez M. V. Loutrel, qui est enfin sorti des limbes du gris froid.

Nous croyons avoir déjà parlé des scènes bretonnes de M. Prosper Martin, du Havre, et de l'harmonie bleue qu'il y affectionne, car en apercevant les deux petites toiles de cette année, nous avons reconnu que c'étaient elles que nous cherchions. Le sujet de *la Protection du grand-père* se devine. Le gars a fait quelque sottise, et se réfugie entre les jambes de papa-grand, assis sur un banc contre le lit-armoire, tandis que la mère, vue de dos, voudrait bien donner quelque taloche à son fieux.

Dans *les Préparatifs du Marché* la faute est oubliée, la colère est évanouie, et la mère vient de façonner un joli pain de beurre, bien rond, et la cuiller de bois en main, admire son œuvre, comme Dieu au sixième jour de la création, ou comme un sculpteur devant la statue qui vit dans le marbre. Le gars, accoudé à la table, contemple aussi en souriant l'édifice maternel, supputant ce qu'il pourra en résulter pour lui de friandises lorsqu'on l'aura vendu au marché.

Ces deux scènes, très naturelles, sont grassement peintes, d'un ton soutenu et harmonieux, malgré la note dominante bleue qui s'y détache sur un fond généralement brun un peu lourd. M. P. Martin marche bravement sur les traces de Guillemin et de Leleux, tout en gardant une physionomie particulière, et promet un Breton bretonnant de plus.

Il n'y a pas grand'chose à dire du portrait des frères ***, de M. Massé, d'Elbeuf. Les deux frères sont des enfants vêtus de velours noir, qui fait ressortir leurs carnations blanches, assis dans un bois et de grandeur naturelle.

Le portrait du colonel M... en costume de la vénerie impériale, peint en pied, sur un fond indécis de bois, est de petite dimension et nous suggère des réflexions où l'art est complétement étranger.

Ce militaire qui compte peut-être des actions d'éclat dans sa carrière, mais pour le moins de longs et honorables services qui l'ont fait sortir de la foule des officiers, pour le mettre en évidence à la tête d'un régiment, le voilà qui se fait peindre en costume de garde-chasse. Singuliers mystères que ceux du cœur humain !

Enfin, voici le premier paysage, parmi tous ceux dont M. Merme a pris le sujet à la Guadeloupe, qui ressemble un peu à ce que nous nous figurons des pays équatoriaux. Le soleil se lève derrière les montagnes de l'horizon, mêlant la lumière rose aux ombres violettes, au loin sur les flots, plus près sur la savane. Au fond s'élève un bois de palmiers tout noyé dans les vapeurs matinales. Au premier plan, les cimes en dôme de quelques grands arbres, où se mêle le parasol des palmiers aux longs troncs nus, abritent un étang encore tout noyé d'ombre. Les colorations sont plus chaudes et plus franches que dans les précédents tableaux, et ce dernier marque un notable progrès chez M. Merme.

M. F. Millet, qui possède au Champ-de-Mars une remarquable exposition d'œuvres dont nous avons déjà parlé, pour la plupart, dans nos précédentes revues, a envoyé au Salon deux toiles d'aspect fort dissemblable. Nous ne savons si quelque philosophe découvrira le sens caché sous les apparences d'une bande d'oisillons assez gauchement dessinés parfois et assez lourdement peints, qui descend en liesse dans un cours d'eau, tandis que *la Gardeuse d'Oies*, accroupie sur la berge, la tête sur les genoux, songe à quelque insondable mystère. Les terrains et la fille se détachent en vigueur sur un coin de ciel blanchâtre, et une lumière claire frappe de côté et le chemin creusé dans les argiles rouges et les volatiles qui le descendent. Les derniers marchent péniblement en cahotant, les premiers plongent amoureusement leur cou dans l'eau froide, et leur plume se rebrousse sous les frissons du vent.

Ce tableau forme une note joyeuse dans l'œuvre de M. Millet, qui d'habitude ne l'est guère ; mais une des plus tristes — et Dieu sait s'il y en a de tristes en celui-ci ! — est donnée par *l'Hiver*.

Les labours étagent les uns au-dessus des autres leurs sillons transversaux, qui montent sans autre accident qu'une herse et qu'une charrue abandonnée où perchent les corbeaux, jusqu'à un tertre que couronne une tour en ruines, entourée de quelques broussailles. De la neige fondante et des flaques d'eau gelée remplissent les sillons et reflètent un ciel gris où la lumière fait au fond une trouée.

Rien n'est sinistre et vrai comme ces champs où sévissent le froid humide et le vent aigre, incléments aux hommes et aux bêtes, qui repoussent le laboureur dans sa maison, et dans le ciel les volées d'oiseaux qui tourbillonnent, ne sachant où se poser.

Il y a longtemps que M. Morel-Fatio n'avait représenté d'action en mer, et nous craignons que les calmes où il s'est complu depuis si longtemps n'aient quelque peu refroidi sa verve.

Une corvette de guerre a donné la chasse vent arrière, toutes voiles dehors, à une goëlette qui s'est aussi couverte de toile. Mais le vent est tombé, le croiseur a mis à la mer ses embarcations armées d'un pierrier sur l'avant, et le corsaire essaie de virer de bord pour gagner le vent, à la faveur d'une légère brise qui le prend en travers. Une grande houle creuse la mer, mais, par un phénomène étrange, la goëlette, les trois embarcations qui l'attaquent et la corvette, sont toutes sur un plan horizontal, comme si elles naviguaient sur le lac d'Enghien.

C'est y mettre un peu trop de complaisance, et nous aurions voulu plus de mouvement et plus d'accidents dans cette action de la *Prise d'un pirate*, comme plus d'effet dans la couleur, qui est d'un jaune clair impossible.

Deux harengs saurs sur un plat blanc,

une pomme rouge et un pichet, tel est le maigre menu que M. Ed. Morin, de Saint-Pierre-sur-Dives, nous offre, mais cette *Nature morte* est grassement peinte, et c'est l'important.

Le Chantier de construction à Cherbourg montre au fond ses carcasses de navires alignées en avant d'un rideau d'arbres qui cache la base d'un coteau. Un quai s'avance vers la gauche, où sont amarrées des barques de pêche qui se tiendraient assez mal sur l'eau, si l'eau n'était solide et maçonnée par assises; elles font sécher leurs voiles qui pourraient être mieux gréées. Un gros nuage blanc traverse le ciel d'un bleu verdâtre. La lumière frappe au fond, d'une façon fort heureuse, et laisse les premiers plans dans la demi-teinte.

Certes, M. Onfroi a encore beaucoup à apprendre, surtout du côté du dessin, mais il montre un certain sentiment de la lumière et en sait tirer des effets piquants, capables de donner de l'intérêt à un tableau qui sans cela n'en présenterait guère.

M. Oudinot est toujours le peintre des élégances de la nature, et ce n'est point à lui que l'on pourra reprocher de se complaire dans ses rusticités. Ses *Bords de la Marne* font songer à ces heureuses Arcadies rêvées par les poëtes, où d'innocents humains vivaient sous le soleil d'un éternel printemps. Les Sylvains pourraient lutiner les Dryades sous les grands arbres aux troncs inclinés qui poussent à travers les prairies, abritant de leurs cimes au feuillage léger les eaux endormies. Mais quelques vaches, qui n'ont rien d'héroïque, rompent le charme. D'ailleurs, notre nature de la France du nord, si gracieuse en ses petites proportions et en ses détails dont la couleur fait surtout l'attrait, se révèle dans les taillis d'un ton gris perle, qui abritent au fond l'une et l'autre rives, et laissent entrevoir un lambeau du ciel gris.

Le Lac appartient au même art élégant. Un grand platane, qui se dresse au milieu d'une prairie, se détache en clair sur la masse de verdure qui borde au fond les eaux répandues sur tout un côté de la toile.

Le Christ marchant sur les eaux, de M. Victor Palix, est une œuvre estimable, mais peinte de couleurs un peu trop sourdes, dans des tons un peu trop solides, pour que le miracle ne semble point le plus naturel du monde. Quelle difficulté y a-t-il, en effet, à marcher sur des eaux qui ont la consistance d'un terrain?

Si M. Piot-Normand semble exclusivement livré à la portraiture des actrices, il tâche au moins de varier ses effets. L'an dernier il avait peint Mme Galli-Marié dans le costume noir du page de *Lara.* Cette année, il nous montre Mlle Jane Essler sous le costume blanc de Mario, dans *les Beaux Messieurs de Bois-Doré.* Ce portrait est en pied et de la grandeur de la nature. La tête est bien modelée, les mains sont fines et bien dessinées, mais M. Piot-Normand s'est donné une tâche trop facile en enlevant son personnage tout blanc sur un fond brun indécis.

Un violoncelle et une contre-basse fatigués d'avoir gémi sous les doigts des virtuoses, appuyés au bras d'un fauteuil, semblent se faire la confidence de leurs peines, et le fauteuil, garni de velours rouge d'Utrecth, reste insensible à leurs plaintes, fort occupé d'un habit de satin bleu pailleté et d'un chapeau emplumé qui se sont installés sur son siége. Un violon et un hautbois, qui complétaient le quatuor, se reposent à terre dans un coin, au pied du pupitre, tandis que, sur la console de bois doré, quelques biscuits s'étonnent de se trouver encore entiers à côté d'une bouteille presque pleine. C'étaient des gens honnêtes et honnêtement épris de leur art, qui, vaincus sans doute par le sommeil, ont abandonné leurs instruments sur le parquet, *après le concert.* — Le matin indiscret nous montre ceux-ci dans un agréable désordre, que M. H. Quévremont a peint d'une couleur...... harmonieuse dans les tons brillants et soutenus.

M. Ed. Rhem n'était point, sans doute, d'une gaîté folle lorsqu'il a peint *l'Entrée du port de Saint-Malo*, et la côte de Bretagne était elle-même en un de ces jours sombres où tout est triste et gris.

Sur les premiers plans, des roches d'un ton brun roux sur lesquelles s'étend la ligne grise d'une jetée, à l'extrémité de laquelle se dresse, comme le bras d'une équerre, la ligne un peu moins grise d'un phare ; au fond, des côtes basses et grises ; au-dessus, un ciel gris qui s'ouvre pour laisser passer une lueur blafarde qui tombe sur les eaux grises. Cela doit être vrai, mais manque un peu de fermeté.

Les Bords de la Rance, quoique plus variés, ne font point rêver non plus à des choses folles. La mer est basse, et la petite rivière serpente à travers les laisses de sable, au pied de falaises basses que couvrent quelques arbres dont le vent a rabattu l'orgueil. A droite, dans un coude, une cabane s'élève au milieu de quelques pieux où est amarré un canot auprès d'une barque noire échouée. Tout est dans l'ombre, mais le jour se fait dans le ciel frais, où courent quelques nuages sur un fond gris vert.

Il y a dans cette toile, bien préférable à la première, de grandes qualités de fraîcheur et de transparence. Il n'y faudrait aussi qu'un peu plus de fermeté.

Il n'y a rien de religieux dans *le Supplice des Coins* de M. Th. Ribot, et cette importante composition n'en est que meilleure, parce que l'on n'est point forcé d'établir un fâcheux contraste, comme dans les prétendus sujets de sainteté de l'auteur, entre la nature vulgaire des personnages et l'élévation des pensées ou des sentiments qu'il est nécessaire de leur prêter. Le patient à qui l'on inflige la question peut être un criminel que le tableau n'y perd aucune de ses qualités, car ce que M. Ribot a prétendu représenter, c'est la souffrance d'une part, l'indifférence et la méchanceté de l'autre.

Le patient est nu, couché à terre, arcboutant son buste relevé sur les moignons de ses poings liés qui posent sur le sol. Ses jambes sont liées, au-dessous des genoux et au-dessus des chevilles, et entre deux ais qui les garnissent à l'intérieur et qui plient sous l'effort, un bourreau, la poitrine nue, s'appuyant d'une main au patient, enfonce de l'autre un coin épais à grands coups de maillet. Les orteils se crispent sous la douleur, la poitrine se soulève, et un cri sort de la bouche du malheureux qui lève les yeux au ciel. Penché vers lui, un des juges d'instruction de ce temps-là épie les aveux que peut arracher la douleur, tandis qu'un greffier à mine fûtée, assis derrière, à gauche, enregistre ce qu'on lui dicte. Deux autres bourreaux occupent la droite. L'un assis à terre tient un paquet de verges et regarde de côté.

La lumière arrivant d'en haut frappe en plein sur la tête du bourreau et sur la poitrine du patient, laissant le reste dans une demi-teinte qu'éclairent par contraste des ombres vigoureuses s'enlevant sur un fond brun.

M. T. Ribot est enfin sorti de la grisaille absolue, et s'est servi des tons intermédiaires du brun roux et du vert sombre entre les lumières et les ombres, de façon à donner plus de liaison à sa composition et à certains égards plus d'éclat.

Un Vieillard, maigre et malingre, à longue barbe inculte et à cheveux en broussaille, s'enlevant sur un fond noir, est une fort belle étude qui appartient au même art.

Certes, ce genre de peinture procède de Ribera et de l'Ecole génoise, mais l'exécution est d'un peintre qui, mieux que pas un, sait son métier, et cela repose de toutes les mièvreries dessinées et coloriées par à peu près, qui font aujourd'hui le sujet de l'admiration quasi-universelle.

Voici un nouveau Normand que nous découvrons. Il est vrai qu'il appartient à l'extrême Normandie : c'est M. Richard-Cavaro, de Vernon. Il n'y a peut-être point trop de motifs de s'en glorifier, quoique M. Richard-Cavaro soit un homme très habile. Mais on peut dire qu'il est tellement habile, qu'il en est arrivé à peindre de pratique des scènes historiques pour lesquelles le modèle n'a certainement point posé et qui laissent beaucoup à désirer quant à l'expression. Le sujet du tableau qui nous inspire ces réflexions est l'histoire si connue de *Christophe Colomb* prouvant, en faisant tenir un œuf cassé sur l'une de ses extrémités, que les choses les plus simples en apparence demandent encore quelque effort d'intelligence. La table où Christophe Colomb est assis au milieu de nobles convives se dresse dans la salle d'un palais comme on n'en voit qu'au théâtre. Elle est servie par des pages ; tout le luxe d'un troisième acte d'opéra, l'acte ordinaire du ballet, s'y remarque ; mais les têtes manquent d'intelligence, et tout cet étalage de mise en scène n'arrive qu'à un fort médiocre résultat.

L'an dernier M. Saint-Martin montrait en travers un ruisseau qu'une route traverse à gué. Cette année il nous la fait voir en perspective. Le long de la route une planche est jetée pour les piétons de l'une à l'autre rive ; une cabane abritée par un bouquet d'arbres, est au fond ; une plaine s'étend à gaucne bordée de haies soutenues par de grands arbres ; une brume lumineuse estompe les lointains et voile le ciel, qui, jaune à l'horizon, se couvre peu à peu de nuages légers. L'effet est charmant, mais tout cela manque un peu de ressort et de vigueur. Il n'est point dans la nature de M. Saint-Martin de heurter les lumières et les ombres; mais nous voudrions qu'il sortît un peu de ce mode indécis qui, fondant les extrêmes dans une gamme moyenne, atténue l'effet et risque de devenir monotone. Nous voudrions que le pinceau de M. Ribot se promenât de place en place, pour accentuer ici une ombre, et plaquer ici une lumière.

M. H. Sebron, frappé sans doute, comme nous l'avons été, de la solennité des messes papales à Saint-Pierre de Rome, malgré la curiosité et la mauvaise tenue des *forestieri* venus là comme au spectacle, a pris pour prétexte *S. S. Pie IX officiant*, afin de nous montrer le baldaquin de Saint-Piere. L'architecture est satisfaisante, mais le public, qui acquiert ici une certaine importance, laisse beaucoup à désirer quant à l'exécution.

La vue générale du Temple d'Edfou est, en tous points, plus recommandable. Les pilones, l'enceinte et le temple sont vus d'en haut. Un village, un bois de palmiers, le Nil et des montagnes jaunes occupent les arrière-plans et les plans extrêmes. Une caravane défile en avant, sous un soleil implacable qui chauffe tout à blanc; au-dessus s'étend un ciel bleu, rayé de quelques vapeurs jaunes qui n'apportent point la fraîcheur. L'effet doit être juste, et la composition sort de la donnée ordinaire des paysages égyptiens.

M. Tesnière n'a point encore acquis assez de force pour être tout-à-fait simple, et ne point faire jouer à la lumière un rôle quelque peu fantasmagorique. Dans le tableau intitulé *la Pointe d'Ouistreham*, le soleil caché derrière les nuages forme une gloire comme dans les apothéoses. C'est le même effet que l'on remarque dans *le Rocher à marée basse*. Dans l'un et l'autre tableaux : ici les eaux, les berges, les maisons au milieu des haies, et les barques échouées sur la rive sablonneuse ; là les roches plates au milieu des flaques d'eau, et les pêcheurs dispersés, sont noyés dans une couleur gris perle, très harmonieuse et parfois d'un ton assez fin.

M. Hector Viger, qui maintenant ne s'appelle plus Viger-Duvignau, n'a point tout-à-fait abandonné la grande peinture pour ne représenter que l'anecdote napoléonnienne, où il se complaît. Il a peint pour la préfecture de la Seine un martyre de saint Denis qui en vaut bien un autre. C'est académique et froid, mais cela ne choque personne. Saint Eleuthère est déjà décapité. Saint Rustique s'apprête à l'être, le bourreau étant placé derrière lui ; mais avant que d'incliner sa tête sous le glaive, il l'incline sous la bénédiction de saint Denis, dont il baise la robe. L'apôtre des Parisiens est debout, tournant le dos à l'autel de Mercure et au prêtre qui l'exhorte en vain au sacrifice. Quelques femmes avec leurs enfants, curieuses et effrayées, dessinées suivant la formule académique, assistent à la scène et garnissent les côtés.

La Visite de Joséphine Beauharnais à son mari, détenu au Luxembourg, rentre dans le genre où M. Viger — jadis Duvignau — a obtenu de si jolis succès de costume et d'ameublement.

La Jeune Paysanne de M. V. Vigot est loin d'appartenir au genre fade. C'est une rude moissonneuse qui, la faucille à la main, se repose au bout du champ, en plein soleil, assise sur un pli de terrain, une jambe de ci, une jambe de là, sans chercher de pose apprêtée. Le costume est à l'avenant, sans recherche. Cette figure a été vue; elle a été dessinée comme elle a été vue, prestement enlevée sous un rayon de soleil d'août et peinte largement, d'une façon un peu heurtée peut-être, mais, en tout cas, d'une couleur solide et harmonieuse.

Dessins.

Il y a peu de choses à dire de la copie-pastel, par M. L. Bouteiller-Desmontières, de Rouen, d'un portrait exécuté à l'huile par Mme Lebrun, le peintre dont les œuvres se prêtent le mieux à ce genre de traduction.

Nous serons également fort bref à l'égard d'une aquarelle de M. Brunet-Debaisnes, représentant les *Bords de la Seine près Chatou*. Cela est habile, mais sans grande importance.

Nous ferons au pastel de M. Caillou le même reproche qu'à sa peinture, celui de manquer de lumière et d'être d'une tonalité un peu sourde.

Dans le *Souvenir de la Corniche* aux environs de Monaco, il y avait mille prétextes à opposer la lumière et les ombres, les blancs et les noirs, car le site est accidenté et pittoresque. Sur un promontoire rocheux, qui s'avance au milieu des flots, un fort et une église ont été bâtis, les escarpements alpestres s'élèvent en arrière, et la Méditerranée frappe les roches des premiers plans. De gros nuages blancs sur le ciel, pour rendre solides les rocs et les constructions ; un coup de soleil pour accentuer les ombres; quelques franges d'écume, pour éclairer les eaux, et l'on donnait à cette vue l'accent et le relief qu'elle doit avoir dans la nature. Au lieu de cela, M. Caillou a fait quelque chose de gris et de triste, sans relief et sans accent.

Les vieux Chênes du bois de Boulogne, enlevant sur le ciel leurs branchages dénudés, et *le Hêtre de la Chaise-Marie*, dans la forêt de Fontainebleau, enfonçant ses racines puissantes parmi les roches blanches couvertes de moüsse, ont fourni à M. Armand Cassagne le prétexte de deux aquarelles très bien dessinées et d'une merveilleuse exécution.

Une Futaie, dessin au fusain de M. Couraye du Parc, peut subir le même reproche que celui de M. Caillou : il est trop gris; les troncs pressés des arbres se dressent à droite et montent jusqu'au bord supérieur du carton, sans qu'on puisse voir le moindre feuillage; à gauche, un taillis bas laisse apercevoir un coin du ciel: mais rien ne rayonne et ne vit dans ce morne coin de forêt.

Nous croyons avoir déjà vu à l'exposition de Rouen *le Lac Aydat*, de M. A. Foulongne. C'est une impression ressentie à la vue de l'un de ces lacs d'Auvergne amassés dans le cratère éteint d'un volcan, impression fixée sur le papier par quelques lignes et quelques tons, et rendue plus frappante par l'heure crépusculaire choisie et par la simplification des accidents du terrain, où deux arbres dénudés poussent seuls.

Nous reprochions à M. Julien de la Rochenoire de trop pousser aux ombres noires dans ses tableaux, afin d'arriver à un effet puissant, et nous pensions qu'il était assez maître de sa couleur pour arriver aux mêmes résultats par la seule opposition des tons. M. J. de la Rochenoire semble avoir justifié notre sentiment dans l'aquarelle représentant *Un jeune Veau.* Le futur bœuf, couché dans sa robe jaune et blanche en pleine lumière, est modelé sans noir et possède tout autant de relief que *les Vaches au Pâturage*, exécutées avec les oppositions vigoureuses habituelles au peintre. Cette modeste aquarelle devrait lui être un enseignement.

Mme Laval, de Cherbourg, a montré une grande habileté dans l'exécution des aquarelles qui représentent : l'une, *la Place de l'Eglise*, à Cochem (Prusse); l'autre, *un Intérieur de cour en Normandie.* Cette dernière offre un pittoresque amas de constructions soudées comme au hasard, ventrues et disloquées, tenant debout par habitude, toutes hérissées des écailles de l'essentage qui a protégé tant bien que mal leurs charpentes contre les intempéries. Le ton général est un peu roux.

Tel est celui de la porcelaine exécutée par Mlle E. de Maussion, d'après *l'Ecce Homo* du Guide, simple carte de visite envoyée à l'exposition.

M. Mazier, de l'Aigle, a exécuté au crayon noir un excellent portrait en pied et très étudié d'une dame d'un certain âge, pour ne pas dire d'un âge trop certain. Les carnations sont exécutées au pointillé avec une grande recherche du modelé, tandis que la robe noire en gros de Naples est largement crayonnée ainsi que le fond, un peu trop lourd peut-être.

L'aquarelle de M. Ed. Morin, représentant *la Citadelle de Besançon*, n'est qu'un feuillet détaché d'un album de voyage. Le papier est à peine couvert de légers glacis de couleurs noyées dans l'eau. Mais cela est franc, lumineux et habile au possible.

Jamais encore Mlle Eugénie Morin n'avait exécuté de portrait plus solide et plus lumineux que celui de Mme H... : une jeune femme à la chevelure cendrée, aux carnations claires, que fait valoir encore un mantelet noir garni de fourrures jeté sur les épaules. La facture a conservé la même largeur, mais le dessin et le modelé ont acquis plus de précision. Nous souhaitons à Mme Parmentier de conserver ces qualités précieuses, qui ont placé Mlle E. Morin à la tête des peintres en miniature d'aujourd'hui.

Le dessin au fusain fait par M. P. de Saint-Martin, aux environs de Meaux, n'a guère d'autre importance que d'être un souvenir habilement exécuté de la perspective d'un ruisseau sur lequel est jetée une planche, avec quelques grands arbres et un bosquet au fond.

La Malaria, de M. E. Hébert, copiée à l'aquarelle par Mlle Wyatt de Vivefay, est d'une exécution très large et d'un ton très juste, quoique l'ensemble nous paraisse plus sombre que l'original. *La jeune Fille lisant une lettre*, autre aquarelle également très habile, sent quelque peu l'atelier et la convention.

Sculpture.

Par la force des choses, une œuvre en marbre est toujours passable ; mais que veut-on qu'il y ait à dire d'un buste qui n'est que passable ? Tel est le portrait de M. Rouland, par M. Jules Clément. Cependant tout nous semble rapetissé et arrondi dans la physionomie du très illustre membre du conseil général de la Seine-Inférieure. Il y avait un caractère, ce nous semble, à donner à cette physionomie, où la volonté et la simplicité se trouvent réunies, tandis que nous n'en voyons aucun sur le marbre de M. J. Clément.

Le buste de M. Robert L. C., par Mme J. Fortin, est celui d'un tout jeune garçon dont la figure longuette et lymphatique est en partie encadrée par de longs cheveux qui descendent jusqu'aux oreilles. La terre cuite est très empâtée, comme par une couche de peinture à la colle, et manque du coup de pouce qui fait le principal mérite de ces œuvres de premier jet.

La cire de Mlle A. Gallwey, du Havre, représentant une famille de daims, est agréablement modelée, mais assez maladroitement composée. La mère est couchée à terre, le mâle est debout derrière elle, et le faon, également debout, avance la tête en avant le cou de son père. De cette façon, l'on voit huit jambes grêles pour un seul corps et pour deux têtes.

Le buste en plâtre de M. V..., par M. G. Hébert, de Caen, montre quelques prétentions au caractère. La tête est posée de trois quarts, et les yeux, aux paupières flasques qui s'ouvrent à fleur d'une tête ronde, veulent avoir un air inspiré. Mais l'exécution est mesquine, et ne vaut pas celle du médaillon du jeune B..., un enfant dont les traits caressés par l'ébauchoir sont très jeunes et très naïfs.

Je crois que nous avons vu à Rouen le petit buste en marbre de *Sainte-Geneviève*, de M. Leharivel-Durocher. N'y attachons pas plus d'importance que ne l'a fait l'auteur qui n'a vu là qu'une occasion de ne point se laisser oublier.

La *Jument de poste* que M. Lenordez a exposée est de grandeur naturelle, toute harnachée. C'est une belle bête, impatiente de garder le repos ; cependant il nous semble que M. Lenordez a donné trop de feu à sa tête, trop de heurté à tout son corps, eu égard à la position de repos que garde le noble animal.

Nous avons hâte d'arriver à l'œuvre capitale de la partie normande de l'exposition. C'est une statue en plâtre, *la Somnolence*, par M. E. Leroux, d'Ecouché.

La belle paresseuse est nue et étendue sur un fauteuil antique : la jambe gauche est relevée, le pied engagé derrière le mollet de la droite, qui porte. La tête repose sur le dossier, où porte également le bras gauche, et, en esquissant un bâillement, se dégage à droite de l'autre bras qui passe en avant afin que les deux mains se rejoignent. Vue de droite, la ligne générale est heureuse, bien qu'on ne puisse apercevoir ni la tête ni le pied gauche. Vue de gauche, elle s'arrange mieux encore, bien que le bras gauche disparaisse. La hanche et le ventre semblent également engorgés. Quant à voir la figure de face, la chose est impossible. Malgré les vices inhérents à la pose du modèle, cette figure revue dans certaines parties secondaires est d'une grande élégance, bien étudiée, et pourra motiver un marbre excellent.

Dès à présent le jury lui a accordé une médaille.

La Jeanne Darc de M. Levéel appartient à un art que nous combattrons toutes les fois que l'occasion nous en sera fournie, car tout le talent du monde ne nous ferait point approuver cette statuaire pittoresque, mouvementée, ne laissant jamais le spectateur assuré de l'équilibre de l'œuvre. La Jeanne Darc de M. Levéel, en armure pleine, monte un cheval qui se cabre; elle a pris son épée par le milieu de la lame, de la main qui tient les rênes, et de la droite elle indique le chemin de Reims.

La tête est nue, le type quelque peu efféminé est presque celui créé par la princesse Marie.

Le cheval s'encapuchonne et touche de la tête son poitrail, qui est d'un développement considérable.

Avec ce projet, M. Levéel a exposé *un page* qui doit accompagner la statue, adossé à son piédestal. Celui-là est d'un art que Diderot, qui avait son franc parler, qualifierait fort brutalement. Nous dirons qu'il manque de noblesse et dans le type, et dans la pose, et dans le dessin. Les fabricants de zinc d'art n'en voudraient pas pour accompagner leurs pendules, et l'on sait qu'ils ne sont pas difficiles.

Le jury n'y pensait guère probablement, lorsqu'il a admis le petit groupe en plâtre que M. F. Moutier, de Rouen, a intitulé *Chacun son tour*, et qui représente deux garnements qui maintiennent une vache que tète un troisième. Ce n'est ni dessiné ni modelé.

Gravure.

Si M. Bertinot n'avait jamais fait autre chose que le portrait de M. Jules Favre, qu'il a gravé cette année d'après M. Ch. Lefebvre, il n'aurait point été élève de Rome, et n'aurait point reçu les trois médailles qui l'ont fait candidat à la croix d'honneur, qu'il vient de recevoir.

Cette gravure, dure et sans effet, peut être classée parmi les choses d'industrie, mais elle ne nous fait point oublier les belles estampes des précédents salons.

Harfleur a été prise, dans l'excellente eau forte de M. Brunet-Debaine, de la place où tous les artistes passés, présents et futurs, l'ont dessinée, la dessinent et la dessineront, c'est-à-dire du pont jeté sous la grande route. On voit de là la petite rivière encaissée par de pittoresques maisons, plus loin un second pont, puis un carrefour, et dominant le tout le célèbre clocher que l'Anglais n'a point bâti.

Les lumières de l'estampe de M. Brunet-Debaine sont très brillantes, mais nous trouvons que celles des maisons des arrière-plans devraient être un peu éteintes, ainsi que les ombres du clocher qui ne semble point à un plan assez reculé.

A l'aide de ces légers sacrifices, les lumières des premiers plans eussent acquis plus d'intensité, sans qu'il eût été pour cela nécessaire de pousser les ombres au noir.

M. A. Delauney a exposé quinze gravures à l'eau forte, qui, pour la plupart, représentent le Paris démoli. Ces vues sont précieuses pour l'histoire de la ville, et se classent facilement dans le portefeuille des amateurs ; aussi bon nombre d'artistes s'abattent ils aux endroits où arrivent les démolisseurs. Les uns conservent le souvenir de ce que détruisent les autres.

Mais, pour faire ce métier, il faudrait que M. Delauney dessinât d'une façon plus précise et qu'il gravât d'une façon plus simple. A force de surcharger sa planche de travaux, il rend grise son estampe et en enlève tout effet. Il arrive parfois à des ombres d'une transparence limpide, comme dans une vue du Pont-Neuf et du quai Conti ; mais cela est rare, et généralement ses eaux-fortes sont tristes.

M. H. Valentin, d'Yvetot, a entrepris de graver l'œuvre du sculpteur Duret, et nous semble avoir entrepris au-dessus de ses forces. Son dessin n'est ni assez savant ni assez précis pour serrer de près les formes du modèle dont il altère le caractère. Nous signalerons, entre autres, à cet égard, la figure de Rachel et celle de l'ange Gabriel, une des meilleures statues de l'église de la Madeleine.

De plus, bien que l'effet soit assez loin poussé, on ne devine pas bien en quelle matière l'original est exécuté. Nous n'adresserions point ce reproche aux eaux-fortes de M. H. Valentin, s'il s'était contenté d'un simple trait et d'une légère indication des ombres ; mais c'est parce que celles-ci sont assez accentuées pour devoir être modifiées suivant la nature de la matière en œuvre, que nous critiquons toute absence d'indication ou pour mieux dire d'individualité dans chaque sculpture particulière.

Lithographie.

M. F. Legrip représente seul la lithographie avec quelques portraits inédits d'artistes que nous nous contenterons de noter.

Architecture.

M. Hédin, d'Alençon, a exposé deux excellents projets fort bien exécutés : l'un est un *Hôtel-de-Ville pour la ville de Foix*, l'autre une *Maison de retraite pour les Vieillards*, à Alençon.

Dans le premier projet, M. Hédin, ayant à bâtir dans le Midi, s'est un peu inspiré de l'architecture florentine.

Cet Hôtel-de-Ville occuperait les quatre côtés d'un carré, trois étant consacrés, au rez-de-chaussée, à l'administration de la police, à la justice-de-paix, aux pompes à incendie ; le quatrième, en arrière, à un musée d'archéologie et de minéralogie. Au premier étage, ce dernier recevrait les tableaux. Les autres ailes seraient affectées à l'état civil, aux divers bureaux et cabinets et à une bibliothèque. Les logements des conservateurs, etc., occuperaient un deuxième étage, qui s'élève seulement sur les ailes.

Sur le milieu de la façade principale, et, au-dessus de l'arc de la porte, se dresse la tour du beffroi, signe de la puissance municipale.

C'est l'architecture à arcades que M. Hédin a adoptée, avec des mezzanines au deuxième étage, protégées par le saillant d'un toit couvert en tuiles. La cour est entourée d'arcades sur piles au rez-de-chaussée, que surmonte une galerie sur colonnes. Peut-être l'emploi de colonnes au rez-de-chaussée eût-il donné plus d'élégance à la construction en lui laissant autant de solidité.

Cette architecture est solide et simple, rationnelle par-dessus tout, et suffisamment décorée pour que les habitants de Foix puissent désirer de voir se réaliser ce projet.

Celui de maison de retraite pour les vieillards est d'une architecture construite en petits matériaux et beaucoup plus simple. L'édifice se compose de deux ailes saillantes réunies par un corps principal, auquel la chapelle se soude en arrière. Rien n'y est donné au luxe et les dispositions adoptées semblent heureusement combinées.

Une médaille a été accordée à M. Hédin pour ces deux excellents projets.

M. Ed. Morin, de Saint-Pierre-sur-Dives, s'est imaginé de projeter un temple du Mal en style égyptien. C'est une petite fantaisie sans grande importance, un avant-projet habilement jeté sur le papier et qui n'aura point de suite.

Il nous semble, en nous rappelant les appréciations qui précèdent, que, parmi les artistes dont les œuvres méritent d'être ou analysées ou discutées, l'éloge l'a emporté sur la critique.

Les uns se sont maintenus au point où ils étaient arrivés, les autres ont monté et ont vu récompenser leurs efforts et leur persévérance. Un nom nouveau qui promet est venu seul cette année renforcer la phalange de nos Normands. C'est celui de M. Leroux, sculpteur. Contentons-nous de ceux que nous avons, à la condition qu'ils ne déchoiront pas. Espérons même qu'ils progresseront encore, chacun dans la voie qu'il s'est choisie. Nous n'en demandons pas davantage.

ROUEN. — IMP. DE D. BRIÈRE ET FILS.

www.ingramcontent.com/pod-product-compliance
Lightning Source LLC
LaVergne TN
LVHW021114300926
849160LV00009B/736